AF456726

LES ALTÉRATIONS

DU

SYSTÈME NERVEUX CENTRAL

CHEZ LES CHIENS OPÉRÉS DE LA FISTULE D'ECK

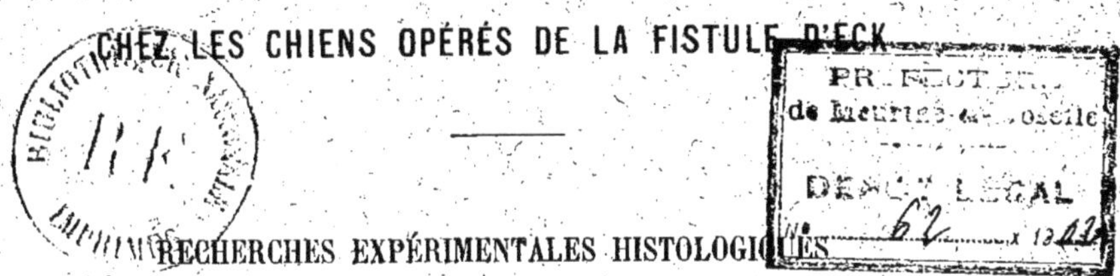

RECHERCHES EXPÉRIMENTALES HISTOLOGIQUES

PAR LES

Drs Niccola GIANNETTASIO et Matteo LOMBARDI

ASSISTANTS

(Institut de clinique chirurgicale de l'Université royale de Bologne, dirigé par le professeur A. POGGI)

NANCY

IMPRIMERIE BERGER-LEVRAULT ET Cie

18, rue des Glacis, 18

—

1902

LES ALTÉRATIONS

DU

SYSTÈME NERVEUX CENTRAL

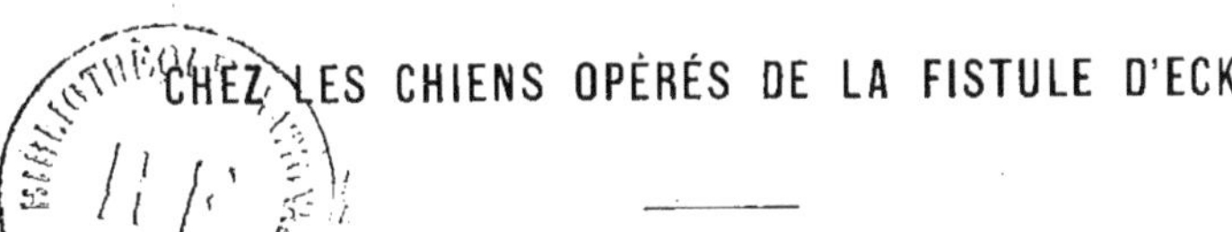

CHEZ LES CHIENS OPÉRÉS DE LA FISTULE D'ECK

RECHERCHES EXPÉRIMENTALES HISTOLOGIQUES

PAR LES

Drs Niccola GIANNETTASIO et Matteo LOMBARDI

ASSISTANTS

(Institut de clinique chirurgicale de l'Université royale de Bologne, dirigé par le professeur A. POGGI)

NANCY

IMPRIMERIE BERGER-LEVRAULT ET Cie

18, rue des Glacis, 18

1902

LES

ALTÉRATIONS DU SYSTÈME NERVEUX CENTRAL

CHEZ LES CHIENS OPÉRÉS DE LA FISTULE D'ECK

RECHERCHES EXPÉRIMENTALES HISTOLOGIQUES

L'observation clinique et expérimentale a montré que le foie, outre la triple propriété qu'il a de former l'urée, le glycogène et la bile, joue, entre autres fonctions très importantes, un rôle de protection dans notre organisme.

Le foie arrête, modifie et détruit non seulement les poisons venus du dehors, mais encore ceux qui se produisent dans le tube digestif. Ainsi l'indol, le scatol, le phénol, qui sont précisément des poisons d'origine intestinale, se transforment dans le foie en éthers sulfo-conjugués; ils perdent ainsi leur toxicité et leur pouvoir dangereux pour l'organisme. Cependant, si la cellule hépatique ne suffit pas à arrêter et à transformer les substances nuisibles venues au foie, surtout par la veine porte, celles-ci pénètrent dans le courant sanguin et, de là, produisent beaucoup d'altérations dans les différents organes et tissus.

Évidemment, cette insuffisance résulte ou bien de désordres intimes de la cellule hépatique, ou bien d'un excès des substances qui sont apportées dans le foie, ou enfin du passage, dans la circulation générale, des produits que le foie doit arrêter et modifier, ainsi qu'il arrive dans la fistule d'Eck.

Nos organes et tissus, en présence de substances toxiques, étrangères ou normales, mais aussi excessives, réagissent selon leurs fonctions, mais, si ce stimulus anormal se prolonge beaucoup, des altérations surviendront dans leur structure intime. Les organes excréteurs et surtout le rein deviendront ainsi insuffisants pour éliminer les substances nuisibles vis-à-vis desquelles le foie fonctionne presque comme un filtre : c'est pourquoi elles s'accumuleront dans l'organisme et amèneront enfin l'empoisonnement et la mort.

En effet, Bozzi et De Filippi ont démontré, dans la clinique de Novaro, quelle est l'importance de l'insuffisance hépatique par les altérations consécutives du rein auxquelles succède l'empoisonnement général de l'organisme.

Les organes, sous la dépendance desquels est cet empoisonnement sont, ainsi que l'ont démontré clairement les auteurs susmentionnés, l'intestin, le foie et les reins.

Le premier est, pour ainsi dire, la source inextinguible des éléments en question, qui s'y produisent normalement en dehors de tout état pathologique, et peuvent ainsi augmenter dans les états pathologiques de l'organe, sans compter les substances tout à fait étrangères qui peuvent se joindre, par hasard, aux produits communs du tube intestinal.

Déjà, avant Bozzi, les auteurs russes Nencki et Hahn, Pawlow et Massen qui, les premiers, ont étudié les fonctions du foie à la suite de la fistule d'Eck, et ont supposé comme cause de la mort des animaux l'empoisonnement par le carbamate d'ammonium, ces auteurs, disons-nous, ont remarqué, ainsi que Bozzi, de graves désordres nerveux chez les chiens qui avaient survécu à l'opération. Cela est confirmé par la clinique et tout le monde connaît bien les phénomènes d'empoisonnement grave du système nerveux, à savoir le délire, les convulsions, le coma, etc., qui apparaissent en bien des cas de cirrhose atrophique avancée et d'ictère grave. Aussi, à cet égard, Charrin observe-t-il très à propos que mourir par le foie, c'est mourir d'empoisonnement.

Ni les auteurs russes signalés plus haut, ni Bozzi, qui a bien étudié les altérations histologiques du foie, de la rate et du rein, ni d'autres, à notre connaissance, ne s'occupèrent des lésions éventuelles du système nerveux central. Il nous a paru nécessaire de combler cette lacune surtout parce que, dans ces derniers temps, on a beaucoup étudié les altérations toxiques de cette partie de notre organisme.

Ensuite, La Franca Cannizzo, qui provoquait l'insuffisance hépatique chez des lapins par la ligature de l'artère hépatique, a remarqué, chez les animaux opérés, des désordres nerveux analogues à ceux que détermine la fistule d'Eck, seulement ou bien par suite de la moindre résistance organique manifestée par les animaux en expérience, ou bien à cause de la qualité différente de l'opération, les lapins, avec la ligature de l'artère hépatique, ne survivent pas certainement aussi longtemps que les chiens opérés de la fistule d'Eck. Plusieurs de ceux-ci ont, en effet, survécu au delà d'une année.

Cependant La Franca a retrouvé des altérations graves du système nerveux central chez des animaux examinés un temps relativement court après l'opération (six jours environ).

Nos recherches ont porté sur deux chiens de même taille, les seuls qui aient survécu parmi plusieurs opérés, et chez lesquels on avait provoqué l'empoisonnement par une nourriture mixte, à base prédominante d'hydrates de carbone.

Pour être plus brefs et pour ne pas nous répéter, nous ne mentionnerons pas le syndrome des phénomènes qu'ont présentés les animaux empoisonnés, et dont les auteurs russes, ainsi que Bozzi et De Filippi, ont donné une description très répandue. Il est à remarquer que chez ces deux chiens les phénomènes convulsifs ont prévalu et que seulement chez l'un d'eux, celui qui a survécu le plus longtemps à l'opération, nous avons observé un grave dépérissement dans les conditions générales, ainsi qu'une véritable boulimie.

Les animaux une fois tués, tout le système nerveux central fut enlevé, puis on prit plusieurs morceaux de la substance centrale du cerveau (couche motrice), du cervelet, du bulbe et des différents segments de la moelle, qui furent durcis dans une solution de sublimé corrosif (formule d'HEIDENHAIN). Les pièces plongées dans l'alcool à 70°, renfermant une petite quantité de teinture d'iode, furent traitées ensuite par la série ordinaire des alcools, puis par le xylol, et montées enfin dans la paraffine fusible à basse température.

Les coupes de 7 à 12 μ d'épaisseur sont fixées avec de l'eau distillée sur des couvre-objets, et colorées successivement par le bleu de méthylène, selon la méthode de NISSL, ou par le bleu de toluidine, ou par la thionine selon LENHOSSEK.

Les altérations les plus saillantes furent rencontrées chez celui des deux animaux qui a survécu le plus longtemps (112 jours), tandis qu'elles étaient moins évidentes chez l'autre, mort 45 jours après l'opération.

Examen macroscopique.

En dehors des phénomènes de congestion centrale, rien de remarquable. Pas d'hémorragie, pas d'augmentation du liquide des ventricules et des espaces sous-arachnoïdiens, conformément à ce que BOZZI a décrit.

Examen microscopique.

Cerveau. — Rien d'important dans la couche moléculaire, mais on voit affectées, par des lésions toujours très étendues, surtout les grandes cellules pyramidales et les cellules polymorphes.

Des régions cellulaires entières présentent beaucoup d'altérations profondes. Dans quelques cellules le processus de chromatolyse est très avancé : elles se montrent presque toujours grossies, gonflées, pourvues d'une quantité très petite de chromatine, dont on retrouve des blocs, soit refoulés dans les parties périphériques du corps cellulaire, soit rassemblés auprès de la base des prolongements cellulaires (fig. 8-12).

Dans d'autres cellules, par contre, la substance chromatique se condense en une bordure périnucléaire, tandis que le noyau même paraît d'une taille et d'une teinte normales; en outre, on constate aussi une augmentation marquée de l'espace lymphatique péricellulaire. Ainsi le processus de chromatolyse prendrait naissance indifféremment ou bien dans la zone périnu-

*

cléaire du protoplasme, selon les premières observations de Tedeschi, Pernice et Scagliosi, ou bien dans les parties périphériques du corps cellulaire, selon La Franca Cannizzo (fig. 11). Ailleurs on retrouve dans certaines cellules une désagrégation marquée de la substance chromatique, de telle sorte que le corps cellulaire est peu teinté ou même tout à fait incolore. La membrane nucléaire a disparu et le noyau se montre généralement bien coloré, mais avec des bords irréguliers, sinueux, tellement qu'il prend un aspect mûriforme. Cette altération nucléaire a été déjà décrite par Hodge chez les animaux fatigués, par Quervain dans la cachexie expérimentale, thyréoprive, par Pernice et Scagliosi, Lugaro, Donaggio, Neppi, Cristiani, Caterina, Bonhöffer, par Guerrini chez des chiens fatigués, par Daddi dans l'insomnie expérimentale.

On voit aussi dans de nombreuses cellules un déplacement excentrique du noyau qui paraît comme gonflé. La membrane et le réseau nucléaire sont colorés d'une façon homogène, c'est-à-dire qu'on est en présence de l'homogénéisation du noyau telle que l'ont déjà décrite Lugaro et Van Gehuchten à la suite de la lésion du prolongement nerveux; Bozzi, dans l'empoisonnement par l'oxyde de carbone et l'hydrogène sulfuré, Donaggio et Caterina dans certains processus pathologiques; Donetti après l'ablation des capsules surrénales et dans l'urémie; Cristiani, dans des auto-intoxications expérimentales d'origine intestinale; Cox, après la résection des nerfs; Daddi, Soukhanoff, dans l'empoisonnement arsenical, et Guerrini après la fatigue.

D'autres cellules présentent leur cytoplasme raréfié, presque détruit et comme criblé de vacuoles : on observe ou bien une vacuole seulement, agrandie jusqu'à se confondre avec l'espace périnucléaire, étendue à la moitié du corps cellulaire et environnant presque tout le noyau même, ou bien on trouve parfois plusieurs vacuoles très claires, pourvues de bords très marqués et détachées l'une de l'autre, comme cela a été déjà décrit après l'administration de bromure de potassium (Sarbo et Crisafulli), après le thyroïdectomie (Capobianco), dans l'insomnie absolue (Agostini), après l'administration des alogènes; comme aussi dans différents travaux sus-indiqués (Cristiani, Donaggio, Tedeschi, Donetti, Soukhanoff, Guerrini). Il est très rare qu'on retrouve et les vacuoles du protoplasma et des espaces clairs dus à la dissolution de la substance fondamentale qui, à la façon de croissants, entourent le noyau, et sont séparés du reste de la cellule à l'aide d'une sorte de gaine rangée à la manière d'un petit cercle (fig. 17).

Dans d'autres parties, le processus dégénératif apparaît sous forme d'une dissolution avancée des corpuscules cellulaires de Nissl, de sorte que la cellule se laisse teindre d'une couleur homogène, finement granuleuse; le noyau est ou peu ou même pas visible; il est séparé du protoplasma cellulaire par de très petites granulations bien colorées qui l'environnent, tandis que le nucléole est entouré d'un espace marqué, clair, transparent. Ailleurs, on ne constate pas la disparition complète et le noyau très coloré tranche sur le fond pâle de la cellule (fig. 34) ; ces altérations ont déjà été constatées par SCAGLIOSI dans l'anémie aiguë, DONETTI et LUGARO dans l'hyperthermie expérimentale.

Dans d'autres éléments, on aperçoit, très marquée, l'augmentation de l'espace périnucléaire ; le noyau présente alors un contour légèrement irrégulier, anfractueux.

Cervelet. — Peu d'altération dans les cellules étoilées en chromatolyse plus ou moins prononcée. Les cellules de PURKINJE se montrent amincies avec les bords parfois irréguliers, le protoplasma granuleux et le noyau bien conservé. Il est rare qu'on observe leurs prolongements terminaux coupés auprès de la base ; presque jamais on n'aperçoit la disparition de la membrane nucléaire, et cette émigration excentrique du noyau décrite par les auteurs précédemment nommés et même par LA FRANCA CANNIZZO dans la moelle et dans le bulbe.

Bulbe et moelle épinière. — Dans le bulbe, à côté de cellules bien conservées, on en trouve d'autres en chromatolyse complète. Dans quelques cellules, ainsi que nous l'avons vu dans le cerveau, on ne reconnaît plus le noyau, tandis que le nucléole apparaît très coloré et refoulé à la périphérie (fig. 20). Cependant, d'une façon générale, on constate que le processus de chromatolyse des cellules bulbaires n'est pas aussi avancé que celui des éléments du cerveau ; chez l'un des deux chiens, celui qui est mort plus tard et dont l'état général devint très mauvais, on voit beaucoup plus d'altérations que chez l'autre. Même la fragmentation et la vacuolisation du corps cellulaires sont moins abondantes que dans les cellules de la moelle.

Les lésions médullaires siègent presque toujours, sinon d'une façon exclusive, dans les cellules ganglionnaires des cornes antérieures. Plusieurs cellules sont notablement réduites de volume, se présentent atrophiées, ridées, avec des bords irréguliers et mal tranchés. La substance chromatique s'entasse ici et là irrégulièrement sous la forme d'amas plus ou moins grands, séparés par des espaces clairs, de sorte que l'élément cellulaire paraît brisé. Cette altération a été signalée par GRIMALDI dans un cas de paralysie progressive, par CESARIS DEMEL dans des lésions du système nerveux provoquées par le bacille ictéroïde et GUERRINI dans le chien fatigué (fig. 1, 5, 9). Beaucoup d'autres cellules présentent une coloration uniforme et une dissolution complète ou presque complète des blocs chromatiques. Certains sont gonflés ; dans d'autres, on voit le protoplasma parsemé de vacuoles, à distance plus ou moins grande du noyau. Ce dernier, dans plusieurs cellules, reste presque incolore, de telle façon qu'il ressort peu ou pas sur le fond du corps cellulaire. Dans d'autres éléments, il a enfin complètement disparu (fig. 10, 14, 18).

Dans quelques-unes de ces cellules (fig. 14), la vacuolisation canaliforme, étendue à toute la longueur de la cellule jusqu'à s'insinuer dans une cavité plus ample, rappelle en quelque façon la présence des canalicules du cytoplasme de la cellule nerveuse. Relativement à ce fait nouveau, comme l'a écrit à propos DONAGGIO, les contestations ne manquent pas entre ceux qui l'ont étudié : la priorité de sa découverte appartient à GOLGI. Ces espaces appelés filaments par GOLGI, bandes par NÉLIS et canalicules par HOLMGREN et STUDNICKA, auraient été observés et décrits, mais inexactement interprétés par NAJEOTTE et ETTLINGER chez des animaux empoisonnés et ne présenteraient, selon STUDNICKA, que des voies lymphatiques ouvertes à la périphérie de la cellule nerveuse. Ces voies se jetteraient, selon les premières démonstrations de DONAGGIO, confirmées par FRAGNITO, dans un espace périnucléaire. D'après ce dernier auteur, l'espace périnucléaire et même les canalicules de HOLMGREN, ne représenteraient que les espaces compris entre les neuroblastes constituant la cellule nerveuse.

Dans d'autres cellules, le noyau montre une forte augmentation de volume, apparaît presque gonflé, hypertrophié et prend cet aspect vésiculaire caractéristique déjà décrit par CATTANI, DONAGGIO, GANFINI, NEPVEU, DONETTI, CATERINA, BONHÖFFER, LUGARO, GUERRINI, etc. Dans la moelle dorsale, à son extrémité inférieure, on voit des cellules plus ou moins altérées. Certaines présentent plusieurs blocs chromophiles (fig. 2, 23), là d'où partent normalement les grands prolongements protoplasmiques ; mais, à côté de ces éléments, on en constate d'autres complètement dépourvus de substance chromatique, comme en ont précisément rencontré NEPVEU, ROSSI dans l'empoisonnement par le phospore, GANFINI, DADDI, GATERINA et GUERRINI. Dans d'autres cellules, on aperçoit un ratatinement marqué du noyau, précisément comme dans les cellules corticales, avec disparition complète de la membrane nucléaire et des phénomènes de caryolyse, altérations déjà décrites par GOLGI dans la rage expérimentale.

Ces altérations correspondent à un processus dégénératif de l'élément nerveux allant jusqu'à la destruction totale de celui-ci. L'aspect normal des vaisseaux sanguins, l'absence complète de foyers d'infiltration péri-cellulaire dans les tissus environnants écartent tout soupçon de l'origine inflammatoire possible de ces altérations. De même, pour écarter comme erronée l'interprétation que ce serait le produit artificiel du liquide fixateur employé au cours des préparations successives, nous avons dans le même temps exécuté ces mêmes recherches sur le système nerveux central de chiens normaux et de même taille que nos opérés.

L'existence de différents types cellulaires dans le cerveau qui, avec la méhode de NISSL, présentent aussi des différences, bien que peu marquées, rend toujours difficile l'appréciation, par rapport aux types normaux, de l'état pathologique de l'élément cellulaire examiné.

Par cet exposé, il apparaît bien démontré que les altérations que nous avons retrouvées ne sont pas caractéristiques du trouble de la fonction hépatique, car elles répètent des altérations analogues rencontrées au cours des différentes espèces d'empoisonnement de l'organisme et, comme telles, donnent une complète confirmation des recherches et des résultats des divers auteurs. Cette circonstance que ces altérations sont plus avancées et plus étendues dans le cerveau que dans le bulbe et dans la moelle, rend compte surtout des phénomènes cérébraux observés chez les animaux en expérience.

Il eût été encore très intéressant d'établir quand après l'opération, et plus encore quand après l'empoisonnement, s'établirent les altérations de la cellule nerveuse, de même qu'il eût été très important de les étudier après une période de temps encore plus longue ; mais cela ne nous fut pas possible, car deux chiens seulement, comme nous l'avons dit, ont survécu à l'opération.

Des recherches ultérieures pourraient être reprises très opportunément dans ce but et pour étendre les nôtres. Nos courtes observations ne nous semblent toutefois pas dépourvues d'intérêt, car elles constituent comme une nouvelle contribution à l'étude des altérations nerveuses produites par empoisonnement endogène au sujet desquelles ont paru et paraîtront toujours de nouveaux et intéressants travaux.

BIBLIOGRAPHIE

Bozzi (E.), *Alterazioni anatomo patologiche nei cani operati di fistola d'Eck.* Cagliari-Sassari, 1898.

De Filippi (F.). — *Ricerche sul ricambio materiale dei cani operati di fistola d'Eck.* Cagliari-Sassari, 1898.

Nencki, Hahn, Pawlow, Massen. — *Archives des Sciences Biol. de l'Institut impérial de Saint-Pétersbourg*, vol. 1, p. 400, et *Schmiedeberg's Arch.*, Bd 32, 1893, p. 161.

Charrin et Roger — *Soc. de Biol.*, 7 ag. 1886 *in* La Franca Cannizzo.

La Franca Cannizzo S. — *Le fine alterazioni del sistema nervoso nell'intossicazione da insufficienza epatica sperimentale.* Pisani, vol. XX, fasc. 2, 1898.

Tedeschi (A.). — Ricerche sugli effetti dell'inoculazione della morva nei centri nervosi. *Atti della R. Accademia dei fisiocritici*, S. IV, VIII.

Pernice e Scagliosi. — *Sulle alterozioni istologiche del sistema nervoso negli animali privati di acqua.* Pisani, XVI. 2.

Hodge. — A microscopical study of changes due to functional activity in nerve cell. *Journ. of morphol.*, vol. VII.

Quervain. — Ueber die Veränderungen des Centralnervensystems bei experim. Cachexia Tyreopriva. *Virchow's Archiv*, 1893.

Lugaro. — *Rivista di Patologia nervosa e mentale*, I.

Donaggio (A.) — Lesioni degli elementi nervosi nell'avvelenamento sperimentale per nitrato d'argento. *Rivista speriment. di Freniatria*, XXIV.

Neppi. — *Rivista di Patologia nervosa e mentale*, II, 4.

Cristiani. — Alterazioni della fine struttura della corteccia cerebrale consecutiv al taglio del simpatico cervicale. *Rivista sperim. di Freniatria*, 1896.

Caterina. — *Rivista di Patologia nervosa e mentale*, vol. III, VIII.

Bonhöffer. — Pathologisch. anatom. Untersuchungen an Alcoholdeliranten. *Monatschrift für Psych. und Neurol.*, t. V.

Guerrini. — Delle minute modificazioni di struttura della cellula nervosa corticale nella fatica. *Rivista di Patologia nervosa e mentale,* 1900.

Daddi (L.). — Sulle alterazioni degli elementi del sistema nervoso centrale nell'insomnia sperimentale. La stessa *Rivista,* 1898, vol. III, fasc. 1, p. 5.

Van Gehuchten (A.). — Le phénomène de chromatolyse consécut. à la lésion pathol. ou expérim. de l'axone. *Bull. de l'Acad. roy. de méd. de Belgique,* 1897.

Borri. — Sulle alterazioni degli elementi nervosi nell'avvelenam. per ossido di carbonio ed idrogeno solforato. *Rivista di medicina legale,* 1897.

Donetti. — *Revue neurolog.*, 1897.

Cox. — Beitrag zur pathol. Anatomie und Physiolog. der Ganglienzellen. *Internat. Monatschrift für Anat. und Physiolog.*, XV.

Soukhanoff. — *Bulletin de l'Acad. r. de médecine de Belgique,* 30 avril 1898.

Sabbo. — *Neurol Centr.*, Bd. XIV, 1895, p. 864.

Crisafulli. — Le alterazioni degli elementi nervosi consecutivi a somministrazione di varie dosi di bromuro di potassio. *Annali di Nevrologia,* 1899, n°s 4-5, p. 14.

Capobianco. — Sulle fine alterazioni dei centri nervosi e delle radici spinali in seguito alla tiroidectomia. *Riforma medica,* vol. III.

Colucci. — *Atti della R. Accademia medico-chirurg. di Napoli,* 15 gennaio 1897.

Agostini. — Sui disturbi psichici e sulle alterazioni del sistema nervoso centrale per insomnia assoluta. Contributo clinico e sperim. *Rivista sperim. di freniatria e med. legale,* XXIV-I.

Modica e Alessi. — L'azione degli alogeni sugli elementi del sistema nervosa centrale. *Riforma medica,* anno XVI, n°s 16-17.

Scagliosi. — Beitrag zur pathologischen Anatomie des Centralnervensystems bei der acuten Anämie. *Deutsche medicinische Wochenschrift,* 19 mai 1898, p. 311.

Grimaldi. — Sù di un caso di paralisi progressiva con afasia. *Giornale dell'associaz napoletana dei medici e naturalisti,* VII, 3.

Donaggio (A.). — I canalicoli del citoplasma nervoso et il loro rapporto con uno spazio perinucleare. *Rivista sperim. di Freniatria,* vol. XXVI. fasc. 1, p. 1.

Golgi. — Intorno alla struttura delle cellule nervose, *Bollettino della soc. medico-chirurgica di Pavia,* Aprile 1898.

Nelis. — Un nouveau détail de structure du protoplasme des cellules nerveuses. *Bulletin de l'Académie royale des sciences de Belgique,* 1899.

Holmgren. — Zur Kenntniss der Spinalganglienzellen des Kaninchens und des Frosches. *Anat. Anzeiger,* n° 7, 1899, et Weitere Mittheilungen über den Bau der Nervenzellen. *Id.*, n° 15-16, 1899.

Studnicka. — Ueber das Vorkommen von Kanälchen und Alveolen im Körper der Ganglienzellen. *Anat. Anzeiger,* Bd. XVI, n°s 15-16, 1899.

Ettlinger et Nageotte. — *C. r. Soc. de Biolog.*, 28 nov. 1896.

Fragnito. — Le développement de la cellule nerveuse et les canalicules de Holmgren. *Bibliographie anatomique,* année 1901, fascicule 2.

Cattani. — Studio sperimentale intorno alla distensione dei nervi. *Arch. per le Sc. mediche,* VIII.

Ganfini. — Sulle alterazioni delle cellule nervose dell'asse cerebrospinale consecutive all'inanizione, *Monitore zoolog. ital.*, 1897.

Nepveu. — *C. r. soc. de Biol.*, 2 oct. 1895.

Rossi. — *Rivista di patologia nervosa e mentale,* vol. [illegible], fasc. 12.

Golgi. — *Deutsche klin. Wochenschr.*, 2 April 1894.

Nancy, imprimerie Berger-Levrault et Cie.

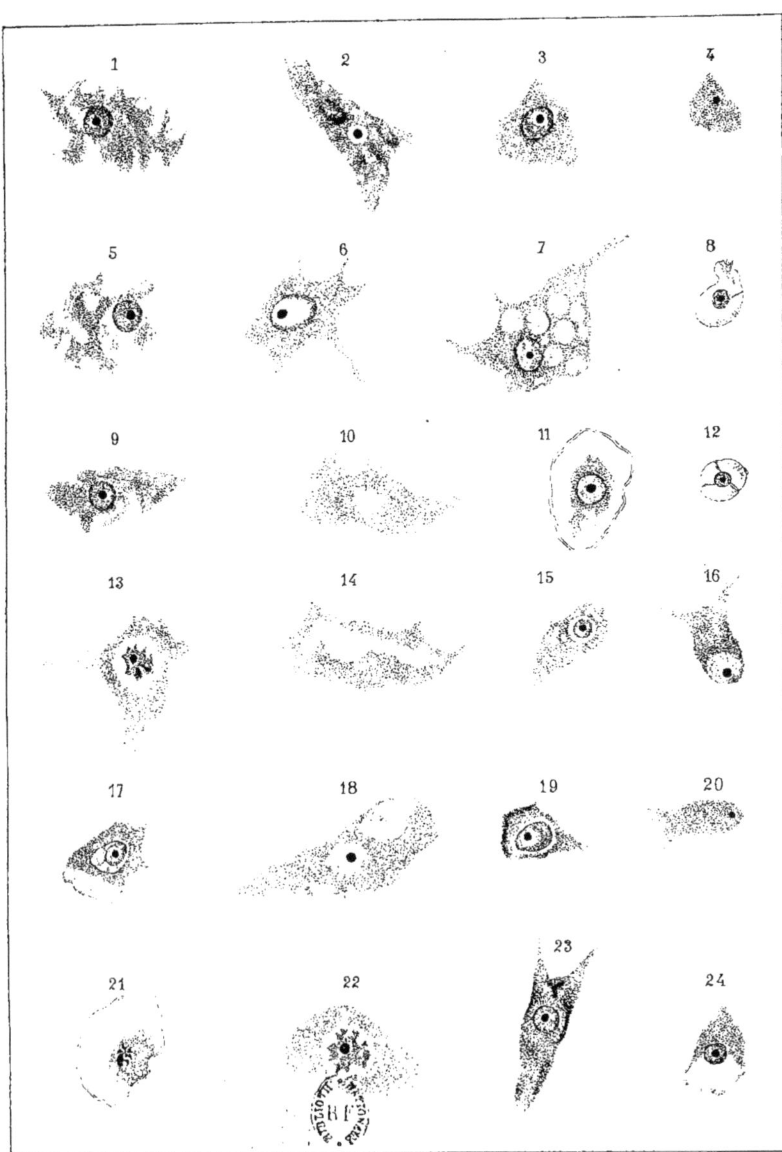

E. Contoli dis	Lit. Mazzoni e Rizzoli · Bologna

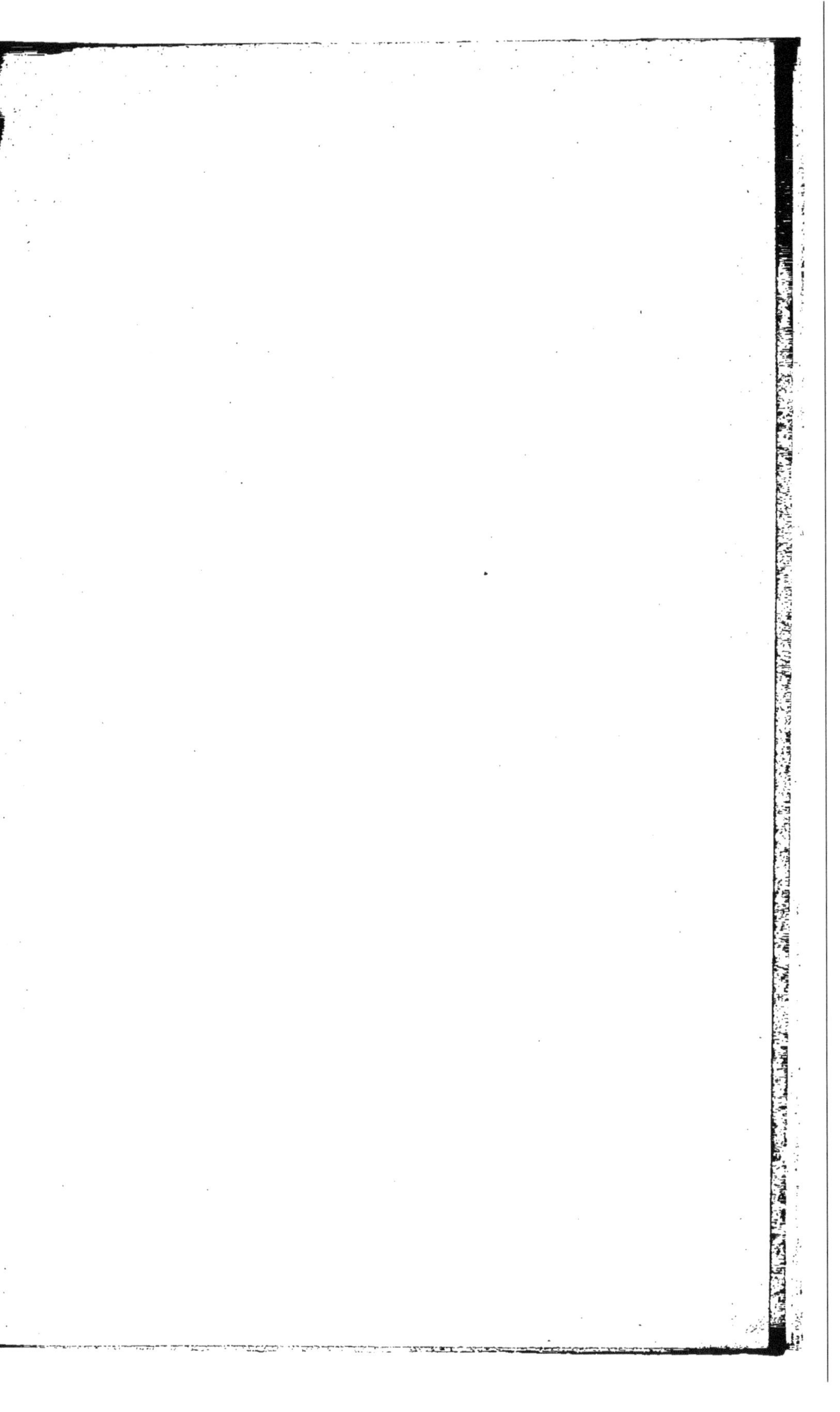

www.ingramcontent.com/pod-product-compliance
Ingram Content Group UK Ltd.
Pitfield, Milton Keynes, MK11 3LW, UK
UKHW022156260726
13993UKWH00005B/2416